Lina María Arrieta Vides
Schakira Lorena Romero Aldon
Ximena Bohorquez Rodríguez

Influencia del contexto familiar en el rendimiento académico

Lina María Arrieta Vides
Schakira Lorena Romero Aldon
Ximena Bohorquez Rodríguez

Influencia del contexto familiar en el rendimiento académico

De los estudiantes de instrumentación quirúrgica de la Universidad popular del Cesar 2016-2019

Editorial Académica Española

Imprint
Any brand names and product names mentioned in this book are subject to trademark, brand or patent protection and are trademarks or registered trademarks of their respective holders. The use of brand names, product names, common names, trade names, product descriptions etc. even without a particular marking in this work is in no way to be construed to mean that such names may be regarded as unrestricted in respect of trademark and brand protection legislation and could thus be used by anyone.

Cover image: www.ingimage.com

Publisher:
Editorial Académica Española
is a trademark of
International Book Market Service Ltd., member of OmniScriptum Publishing Group
17 Meldrum Street, Beau Bassin 71504, Mauritius
Printed at: see last page
ISBN: 978-620-0-42847-9

RESUMEN

El bajo rendimiento académico se ha convertido en uno de los problemas preocupante en la educación por el alto índice de incidencia en los últimos años. Con la búsqueda de los factores causantes del bajo rendimiento académico, notamos que la familia tienen un alto valor frente a la educación de los hijos ya que son producto de la interacción entre los recursos que aporte la familia y los aportados por la academia, es importante tener en cuenta que la participación de ambos lados es diferente; mientras que el ambiente del hogar contribuye a la formación de determinadas actitudes, la academia lo que hace básicamente es promover oportunidades, formular ideas y reforzar comportamientos.

Por consiguientemente, el estudio tuvo como propósito determinar cuáles son aquellos factores del contexto familiar que influyen en el rendimiento académico de los estudiantes de Instrumentación Quirúrgica, para identificar las variables del ambiente familiar relacionadas con el rendimiento académico de los estudiantes, donde se pudo comprobar que ciertas características del entorno familiar dan lugar a un clima educativo y afectivo más o menos agradable y motivador que influye en las ejecuciones académicas de los estudiantes; aspectos como aprobación, aceptación, la motivación del logro, el apoyo económico, la confianza, entre otras.

Consecuentemente, se realizó un estudio de tipo descriptivo, correlacional, retrospectivo, la cual se tomó como muestra a los estudiantes de Instrumentación Quirúrgica a quienes se les aplico una encuesta, tomando como modelo de preguntas el apgar familiar, la cual se evaluó a los estudiantes por factores como fueron: el cultural, económico y psicológico; con el fin de determinar los principales causantes del bajo rendimiento académico frente al contexto familiar.

Como resultado, los estudiantes del programa de instrumentación quirúrgica tienen en su mayoría el apoyo de la familia, ya que les ofrece incentivos y las posibilidades para lograr un buen desempeño frente a su situación académica, de esta manera, los ayudan económicamente para sus necesidades básicas de estudio y mantienen una buena relación con su familia, por lo que el estudiante se siente motivado y confiado en sus estudios, siendo así la familia un motor para que logren mejores resultados.

Por lo cual la familia siempre ha sido vista como el primer ente de educación porque no solo aporta protección social y económica, sino que también, desarrolla al ser humano en valores, adaptaciones sociales y le da recursos para que se desenvuelva en contexto, y pueda desarrollarse y prepararse académicamente.

También observamos en los resultados obtenidos que los factores psicológicos logramos observar que los estudiantes del programa de Instrumentación Quirúrgica el 83% tienen buena confianza con sus padres, el 69% son escuchados y además 89% son motivados por sus padres por ello se mantiene una estadística alta que nos representa el 71% de la población la cual nunca ha pensado en retirarse de la carrera, a pesar de que el 55% ha repetido alguna materia o no ha obtenido los resultados deseados.

Por lo tanto, los estudiantes de Instrumentación Quirúrgica demuestran que presentan una buena relación entre la familia y la academia, que a pesar de los mínimos factores que influyen en su rendimiento tienden a relacionarse bien con la familia y lograr tener unos mejores resultados.

Palabras claves: Familia, Educación, Rendimiento Académico

Abstract.

The poor academic performance has become one of the worrisome problems in education due to the high incidence rate in recent years. With the search for the factors that cause poor academic performance, we note that the family has a high value compared to the education of the children since they are the product of the interaction between the resources provided by the family and those contributed by the academy, it is important keep in mind that the participation of both sides is different; While the home environment contributes to the formation of certain attitudes, what academia basically does is to promote opportunities, formulate ideas and reinforce behaviors.

Therefore, the study aimed to determine what are those factors of the family context that influence the academic performance of the Surgical Instrumentation students, to identify the variables of the family environment related to the academic performance of the students, where it was possible to verify that certain characteristics of the family environment give rise to a more or less pleasant and motivating educational and affective climate that influences the academic executions of the students; aspects such as approval, acceptance, motivation of achievement, financial support, trust, among others.

Consequently, a descriptive study was carried out by means of surveys applied to the students of Surgical Instrumentation, taking as a model of questions the family apgar, which the students were evaluated for factors such as: cultural, economic and psychological; in order to determine the main causes of poor academic performance against the family context.

As a result, the students of the surgical instrumentation program have mostly the support of the family, since it offers them incentives and the possibilities to achieve a good performance in the face of their academic situation, in this way, they help them financially for their basic needs of study and maintain a good relationship with their family, so the student feels motivated and confident in their studies, thus being the family an engine to achieve better results.

Therefore, the family has always been seen as the first entity of education because it not only provides social and economic protection, but also, develops the human being in values, social adaptations and gives him resources to develop in context, and can Develop and prepare academically.

We also observed in the results obtained that the psychological factors were able to observe that the students of the surgical instrumentation program 83% have good confidence with their parents, 69% are heard and in addition 89% are motivated by their parents for that reason a statistic is maintained high that represents us 71% of the population which has never thought about withdrawing from the race, despite the fact that 55% have repeated some subject or have not obtained the desired results, which show that there is a good relationship between The family and the academy.

Therefore, Surgical Instrumentation students who have a good relationship between the family and the academy, who despite the factors that influence their performance, can relate well to the family and achieve the best results.

Keywords: Family, Education, Academic Performance

Contenido

Introducción.

La familia es la institución primordial de la sociedad en el cual se enseña los primeros valores como el respeto, el amor, la responsabilidad; que desde niños brindan la seguridad de corresponder a un grupo de personas donde se comparte lazos de sangre, momentos buenos y malos, donde se sienten protegidos y si el ambiente familiar no es el mejor ya sea por diferentes factores como el divorcio, el maltrato físico y verbal hacia el estudiante o entre ellos , la escases de recursos la cual afectara en el rendimiento académico en la universidad , su comportamiento y su autoestima. (Eduardo Oliva Gomez, 2013).

Con la investigación se quiere determinar los factores del contexto familiar que influyen en el rendimiento académico de los estudiantes, con el fin de identificar cuáles son aquellos factores que predominan a un bajo rendimiento con el objetivo de mejorar las relaciones del entorno familiar.

Por lo tanto, se llevó a cabo la realización de unas encuestas a los estudiantes del programa de Instrumentación Quirúrgica, donde se evaluó por factores como lo son el psicológico, el cultural y el económico, tomando como modelo algunas preguntas del apgar familiar, en el que se determinó las relaciones de la familia con los estudiantes, como es su comportamiento, etc. Por la cual el programa de Instrumentación Quirúrgica maneja charlas psicológicas apoyados por el programa de POP (programa de orientación psicológica), y charlas académicas con el programa POA (programa de orientación académica) a través del programa de permanencia y bienestar de Instrumentación Quirúrgica de la Universidad Popular del Cesar, con el fin de mejorar los resultados académicos.

Como resultado, los estudiantes de Instrumentación Quirúrgica tienden a presentar una buena relación con su entorno familiar, por lo tanto, se consideran mínimos algunos factores que con llevan a tener un bajo rendimiento académico, teniendo como resultado un promedio regular dentro del programa de Instrumentación Quirúrgica.

1. Planteamiento del problema.

1.1 Descripción del problema.

Se define el rendimiento académico como el conjunto de materias aprobadas, evaluación de las mismas y el registro de notas adquiridas por el estudiante en el año cursado; teniendo en cuenta que un buen beneficio académico se ve reflejado con las calificaciones obtenidas y el conocimiento que presenta el estudiante en el transcurrir del año electivo, se podría decir, que el estudiante está en la capacidad de responder a estímulos educativos; de ahí, la importancia de los diferentes motivos que lleven al mejoramiento del rendimiento académico y a la capacidad de aprendizaje para obtener mejores resultados y así lograr ser más competitivos desde la cualificación intelectual, emocional, social y mediacional en el desarrollo académico. (Solano, 2015).

Así mismo, (Montes Gutiérrez, 2011), define el rendimiento académico como el nivel demostrado de conocimientos en un área o materia, evidenciado a través de indicadores cuantitativos, usualmente expresados mediante la calificación ponderada en el sistema vigesimal y, desde el supuesto "grupo social calificado" el que fija los intervalos de aprobación, para áreas de conocimiento determinadas, para contenidos específicos o para asignaturas. De esta manera, el autor expresa que los resultados del rendimiento académico se exponen claramente de forma numérica.

Del mismo modo (Montes & Lerner, 2011), opinan, que el rendimiento académico requiere expresar de forma estimada, lo que una persona ha aprendido luego de un proceso de atención o instrucción, buscando la respuesta a los distintos estímulos educativos; respecto a esto, es importante señalar que los estudiantes constantemente actúan bajo incentivos que muchas veces provienen de su entorno familiar, siendo los padres, en gran parte los responsables de esta acción.

En este sentido, el estudio que se desarrolló acerca de los factores familiares y su relación con el rendimiento académico en estudiantes de psicología; se encontró que los siguientes factores (la estructura familiar, clima familiar, nivel cultural de la familia y nivel socioeconómico familiar), son los factores más comunes que conllevan a la afección directa en los estudiantes académicamente contribuyendo a su bajo rendimiento. (Rodríguez, 2014).

Además, el artículo publicado por la revista Iberoamericana de Educación sobre la influencia del entorno familiar en el rendimiento académico, analizo la influencia del entorno familiar en el rendimiento de los estudiantes, mediado en términos de formación y nivel profesional de los padres. En efecto, se vio que los alumnos hijos de profesionales obtuvieron mejores calificaciones que aquellos en los cuales sus padres no llegaron a cursar una carrera universitaria.

No obstante, en Americana Latina también se han realizado estudios que están ligados a esta investigación entre los cuales encontramos el estudio de la Universidad Nacional Autónoma de México que relaciona el contexto familiar de los estudiantes a su rendimiento académico, por lo tanto, se cree que es importante que se establezcan vínculos entre las universidades, las familias y sus educandos para así obtener el beneficio de la actividad educativa en universitarios y contribuir a frenar la deserción, siendo este el problema más grave del sistema educativo. (Velázquez & Soriano, 2006).

Así mismo, al abordar el tema de bajo rendimiento académico es importante analizar la causa u origen de este problema, por lo que respecta, debemos tener en cuenta una condición multifactorial. En el caso del estudio sobre las influencias del entorno familiar se muestra como la violencia dentro del hogar, las pocas expresiones de afectos, divorcios, falta de reconocimiento de logros y aspectos económicos, actúan como distractores académicos afectando a los estudiantes en sus responsabilidades universitarias. (García & Coronado, 2017).

Por todo lo anterior, surge el interés de realizar esta investigación en la Universidad Popular del Cesar- Valledupar ya que durante los últimos años se ha encontrado un bajo nivel de rendimiento académico; prueba de ello son los resultados de las estadísticas del proyecto EBRA (estudiantes con bajo rendimiento académico). Asimismo, el presente trabajo pretende profundizar el tema del bajo rendimiento académico, teniendo en cuenta los factores que influyen en el contexto familiar, para cooperar a mejorar los resultados académicos.

Para finalizar, se explica, que la influencia que tiene la familia, ha sido un tema muy estudiado y analizado desde diferentes disciplinas y puntos teóricos, por consiguiente, se hace necesario analizar los factores familiares que influyen en el bajo nivel del rendimiento académico en los estudiantes de Instrumentación Quirúrgica, puesto que, la información suministrada por esta investigación, se requiere para los programas de apoyo psicológicos, que tratan de orientar a los estudiantes acerca del problema académico.

2. Formulación del problema.

¿Cuáles son los factores familiares que correlacionan en el rendimiento académico de los estudiantes de Instrumentación Quirúrgica de la Universidad Popular del Cesar 2016-2019?

3. Justificación.

En tal sentido desde el enfoque teórico esta investigación es pertinente, debido a su contribución dada por los resultados teóricos de algunos expertos en la materia, los cuales sirven para documentar futuras investigaciones donde se tomen como variables las influencias del contexto familiar sobre el rendimiento académico y además de representar una fuente de consulta para las instituciones, las cuales desarrollen investigaciones con relación al tema y que presenten objeto de estudio con los distintos casos.

Por su parte, la justificación práctica viene dada por las recomendaciones que se proyectan y que pueden llegar a representar alternativas de solución al problema de aquellos factores familiares influyentes en el bajo rendimiento académico, las cuales podrán ser puestas en marcha con el propósito de disminuir la situación descrita, así mismo servirá para otros ambientes donde presenten características parecidas a la situación problema que hoy padecen los estudiantes.

Desde el punto de vista social, permite contribuir en la formación de los estudiantes, orientada a mejorar los factores familiares que influyen en el rendimiento académico, y así lograr los resultados de estabilidad emocional que permita llevar una mejor convivencia, excelencia académica aportando a la comunidad profesional de calidad para su desempeño en su vida laboral.

Finalmente, es pertinente dicha investigación desde la perspectiva metodológica, por sus participaciones en el método científico a través de la construcción de un nuevo instrumento de recolección de datos donde se correlacionan variables, que podrá ser utilizado como referencia para futuras investigaciones en el sector educativo.

4. Objetivos

4.1 General.

Analizar los factores familiares que influyen en el rendimiento académico de los estudiantes del programa de Instrumentación Quirúrgica de la Universidad Popular del Cesar.

4.2 Específicos.

✓ Caracterizar la población estudiantil del programa de Instrumentación Quirúrgica según la edad, sexo, estado civil, número de hijos, labor económica, semestre, promedio académico, religión.

✓ Identificar los factores familiares predominantes que causan el bajo rendimiento académico de los estudiantes de Instrumentación Quirúrgica.

✓ Correlacionar los factores familiares predominantes con el rendimiento académico.

5. Factibilidad y delimitaciones.

5.1 Factibilidad.

La investigación es posible ya que cuenta con la disponibilidad de recursos, tecnológicos, económicos y humanos, así como asesores técnicos y metodológicos idóneos y capacitados para el buen desarrollo del proyecto. Además, cuenta con habilidades humanas, dedicación de las investigadoras para efectuar las actividades o procesos que se requiere.

5.2 Espacios temporales y geográficos.

5.2.1 Delimitación del tiempo.

La investigación y aplicación de encuestas se llevará a cabo en el periodo de tiempo de enero 2016-diciembre 2019.

5.2.2Delimitación del espacio.

La investigación se realizará en el departamento del cesar en el municipio Valledupar en la comunidad estudiantil del programa de Instrumentación Quirúrgica de la Universidad Popular del Cesar sede Sabanas Diagonal 21 No.29-56 Sabanas del Valle- Valledupar-Cesar-Colombia.

6. Marco teórico.

6.1. Marco conceptual.

Alumno: El alumno debe ser entendido como un ser social producto y protagonista de las múltiples interacciones sociales en que se involucran a lo largo de su vida escolar y extraescolar, las funciones psicológicas superiores son producto de estas interacciones sociales. (Gibran, 2013).

Contexto familiar: El sistema familiar provee un espacio psicosocial en el que los niños y las niñas obtienen los elementos distintivos de la cultura y las normas sociales que permiten su integración en la sociedad. (Valencia, 2012).

Didáctica: Es una teoría de la práctica, un estudio de las modalidades de obrar y de hacer docente, un conocimiento explicativo del hacer con el fin de regular ese mismo hacer. (González, 2015).

Educación: Es un dominio de conocimiento al que concurren con sus aportes diversas disciplinas: historia, filosofía, psicología, neurobiología, lingüística, ética, moral, religión, epistemología, sociología, antropología, economía, política, entre tantas otras que se pueden mencionar. (Prince, 2012).

Enseñanza: Es el arte de compartir saberes, de dialogar con el conocimiento Según Fernández es el proceso por el que se provoca un cambio cualitativo y cuantitativo en la conducta del sujeto, gracias a una serie de experiencias con las que interactúa; se eliminan aquellas conductas que aparecen o mejoran gracias a tendencias naturales de respuesta, a la secuencia madurativa o bien a estados temporales del dicente. (Fernández, 2011).

Familia: La familia ha sido el lugar primordial donde se comparten y gestionan los riesgos sociales de sus miembros. (Gómez & Guardiola/Carbonell, 2012).

Incidencia: Acontecimiento que sobreviene en el curso de un asunto o negocio y tiene alguna conexión. (RAE, 2017).

Rendimiento: El rendimiento académico como el nivel de conocimiento demostrado en un área o materia, comparado con la norma, y que generalmente es medido por el promedio escolar. (Rojas/willcox, 2011).

7. Antecedentes y/o estado del arte investigativo

La investigación realizada sobre la "Repercusión de la disfuncionalidad familiar en el bajo rendimiento académico en estudiantes de años básicos", da como resultado que las causas del bajo rendimiento académico son muy variadas, de las cuales se pueden enunciar: desintegración familiar, estilos de crianza, padres trabajadores, desinterés de los padres, adicciones, hijos predilectos, hijos no deseados, por citar algunas y que el bajo rendimiento académico puede estar asociado a variables pedagógicas y personales del alumno; entre las pedagógicas se consideran: maestría pedagógica- personalidad, proceso didáctico, acompañamiento pedagógico, clima de la clase y tamaño del grupo.(Mero, Barreto, Mendoza Rodríguez, & del Salto Bello, 2015).

De acuerdo con la investigación de la repercusión de la disfuncionalidad familiar en el bajo rendimiento académico en estudiantes de años básicos realizada por Barreto y Mendoza 2015, se puede decir que existen diferentes causas que con lleva al bajo rendimiento de los estudiantes, mencionando varios factores en la cual se asocia a las variables pedagógicas y personales de los estudiantes.

En consecuencia, en el estudio que se realizó sobre la funcionalidad familiar, conductas interiorizadas y rendimiento académico en un grupo de adolescentes de la ciudad de Bogotá, se establece que el desarrollo de los adolescentes se construye a partir de las relaciones significativas que suceden al interior de la familia y que posteriormente se fortalecen en el entorno escolar. (Moreno Mendez, Echavarria, Pardo, & Quiñones, 2014).

En la investigación que se realizó sobre los factores familiares y su relación con el rendimiento académico en estudiantes de psicología, se buscó develar los imaginarios que los padres de familia, estudiantes y docentes tienen con relación a los factores internos y externos que inciden en el éxito académico de los alumnos y comprender el significado de relación al desempeño académico, tiene los reportes expedidos por las Instituciones Educativas. (Melo, Paredes, & Concha, 2013).

En relación con lo anterior, los padres y docentes tienen un alto nivel en la influencia del rendimiento de los estudiantes tantos factores internos y externos en lo cual definirán la excelencia y el desempeño académico dentro del aula de clase.

En el estudio que se desarrolló sobre la Influencia de las variables sociodemográficas y socioeducativas en el rendimiento académico de alumnos del grado en fisioterapia, constituye un factor fundamental para la valoración de la calidad educativa en la enseñanza superior, siendo la resultante del complejo mundo que envuelve al estudiante, determinado por una serie de aspectos cotidianos (esfuerzo, capacidad de trabajo, intensidad de estudio, competencias, aptitud, personalidad, atención, motivación, memoria, medio relacional) que afectan directamente el desempeño académico de los individuos. (Soto & González, 2015).

Los procesos que se vincularon en el estudio de la Influencia de las variables sociodemográficas y socioeducativas en el rendimiento académico de alumnos del grado en fisioterapia, fueron la familia y el desempeño académico que son el intercambio verbal entre la madre y los hijos, las expectativas familiares acerca del desempeño académico, las relaciones positivas entre padres e hijos, las creencias de los padres acerca de sus hijos, y las atribuciones que hacen al comportamiento de estos y las estrategias de control y disciplina. (González, Soto, Lantarón-Caeiro, & Labajos-Manzanares, 2015).

8. Bases teóricas

Cuando se trata de evaluar el rendimiento académico y como mejorarlo, se analizan en mayor o menor grado los factores que pueden influir en él, generalmente se consideran entre otros, factores socioeconómicos, la amplitud de los programas de estudio, las metodologías de enseñanzas utilizadas, la dificultad de emplear una enseñanza personalizada, los conceptos previos que tienen los alumnos, así como el nivel de pensamiento formal de los mismos. (Mendoza, Cadavid, & Herrera, 2013).

En el mayor de los casos, si vamos a conceptualizar el rendimiento académico a partir de su evaluación, es necesario considerarlo no solo como el desempeño individual del estudiante, sino en la forma como es influido por el grupo, el aula o el propio contexto educativo. (Cruz Núñez & Quiñones Urquijo, 2012).

Los factores que originan la deserción del sistema escolar formal se suelen agrupar en dos grandes marcos interpretativos, cuyo énfasis está puesto en variables de índole extraescolar e intraescolar, respectivamente Espinoza et al., (2010). En el primero de ellos, que constituye el foco del presente trabajo, se identifica a la situación socioeconómica y al contexto familiar de niños, niñas y jóvenes como las principales causales del abandono escolar. Se mencionan la pobreza y la marginalidad, la búsqueda de trabajo, la disfuncionalidad familiar y las bajas expectativas de la familia con respecto a la educación, entre otros desencadenantes. (Espinoza, Castillo, González, & Loyola, 2014).

La deserción es comprendida como un proceso de alejamiento y de abandono paulatino de un espacio cotidiano -como es la escuela- que implica también el abandono de ciertos ritos personales y familiares que inciden en el desarrollo de la identidad y la proyección personal de un niño. (Espinoza et al., 2014).

En la actualidad existen diversas investigaciones que se dirigen a encontrar explicaciones del bajo rendimiento académico, las cuales van desde estudios exploratorios, descriptivos y correlaciónales hasta estudios explicativos; si bien es cierto que resulta una tarea ardua localizar investigaciones específicas que describan o expliquen la naturaleza de las variables asociadas al éxito o fracaso académico, también es verdad que el acervo teórico y bibliográfico para sustentar una investigación de esta naturaleza resulta enriquecedor.

9. Diseño metodológico.

9.1 Tipo de estudio.

Se desea realizar un estudio, descriptivo, correlacional, retrospectivo con el propósito de identificar los factores familiares que influyen en el rendimiento académico.

Descriptivo: Este estudio permite caracterizar y recolectar datos basados en unos criterios que nos determinaran la influencia del contexto familiar en el rendimiento académico y circunstancia que se esté presentando; se aplica describiendo todas sus dimensiones.

Correlacional: Porque determina si las variables familiares están relacionadas al rendimiento académico.

Retrospectivo: Porque se utilizarán en el periodo de tiempo comprendido entre el año 2016-2019, por lo tanto, se tomarán los resultados de las estadísticas del proyecto EBRA del programa de Instrumentación Quirúrgica.

9.2 Población.

La población de estudio son los estudiantes de la facultad ciencias de la salud del programa de Instrumentación Quirúrgica de la Universidad Popular del Cesar con una población de 402 estudiantes matriculados actualmente.

9.3 Muestra.

El tipo de muestra que se realiza es un muestreo aleatorio simple, el cual es un procedimiento de muestreo probabilístico que da a cada elemento de la población objetiva y a cada posible muestra de un tamaño determinado, la misma probabilidad de ser seleccionado.

Población: 402
Tamaño de la muestra: 197

La muestra por lo tanto es de 197 estudiantes del programa de Instrumentación Quirúrgica de la Universidad Popular del Cesar, dividido de esta manera en los respectivos semestres, 1.er semestre 22 estudiantes, 2.do, 3.er, 4.to, 5.to, 6.to, 7.to, 8.to y 9.no semestre de 21 estudiantes.

9.4 Variables.

Las variables utilizadas son de naturaleza: cuantitativo (razón e intervalos) y cualitativo (nominal y ordinal).

10. Análisis de resultados

1. Edades:

Gráfica. 1 Edades.

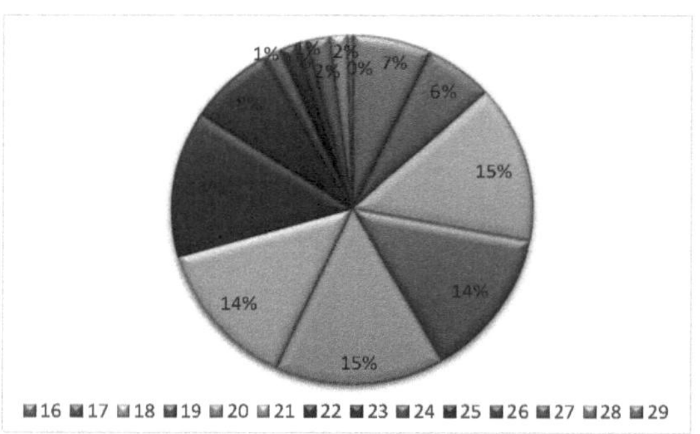

Fuente: Encuesta aplicada a los estudiantes del programa de Instrumentación Quirúrgica 2019 Arrieta & Romero.

En esta grafica podemos observar que el promedio de edad los estudiantes del programa de instrumentación quirúrgica de la universidad popular del cesar se encuentran en los 16 y 29 años; siendo las edades de 19 y 18 años con mayor número de representantes.

2. Sexo:

Gráfica. 2 Sexo.

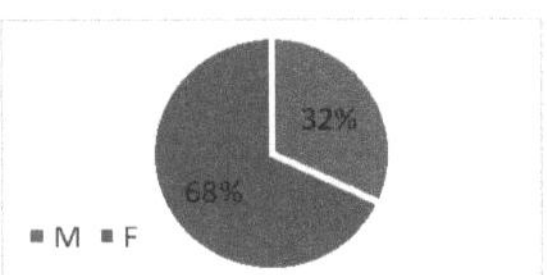

Fuente: Encuesta aplicada a los estudiantes del programa de Instrumentación Quirúrgica 2019 Arrieta & Romero.

Esta grafica nos representa el sexo de los estudiantes en el cual predomina el sexo femenino, por lo cual podemos concluir que el programa de instrumentación quirúrgica lo conforman en su mayoría las mujeres.

3. Estado civil

Gráfica. 3 Estado Civil.

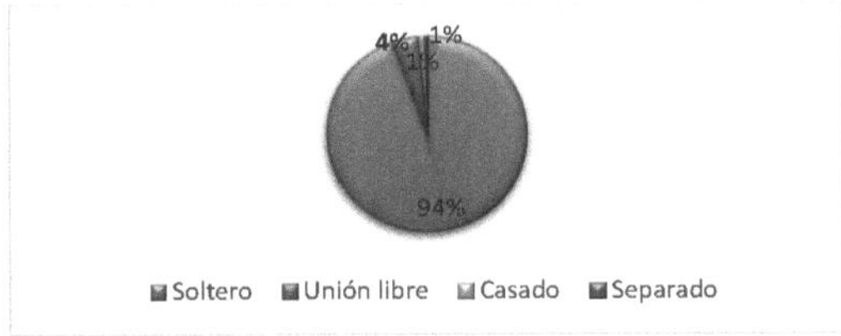

Fuente: Encuesta aplicada a los estudiantes del programa de Instrumentación Quirúrgica 2019 Arrieta & Romero.

El estado civil de los estudiantes de dicho programa se identifica altamente con que sus estudiantes son solteros.

4. A que religión pertenece

Gráfica. 4 Religión.

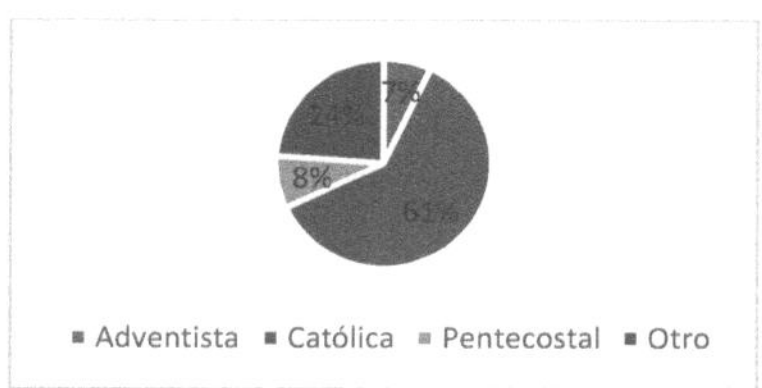

Fuente: Encuesta aplicada a los estudiantes del programa de Instrumentación Quirúrgica 2019 Arrieta & Romero.

De acuerdo la caracterización por religión podemos observar que el 61% de los estudiantes del programa pertenecen a la religión católica seguida de un número representativo que pertenece a otras religiones.

5. Que semestre cursan

Gráfica. 5 Semestre que Cursa.

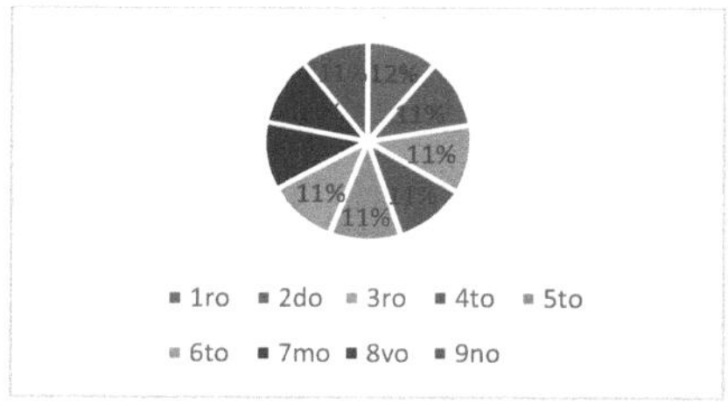

Fuente: Encuesta aplicada a los estudiantes del programa de Instrumentación Quirúrgica 2019 Arrieta & Romero.

En esta grafica podemos observar una muestra equitativa de acuerdo a los evaluados en la anterior encuesta.

6. Actualmente debe semestre

Gráfica. 6 Debe semestre.

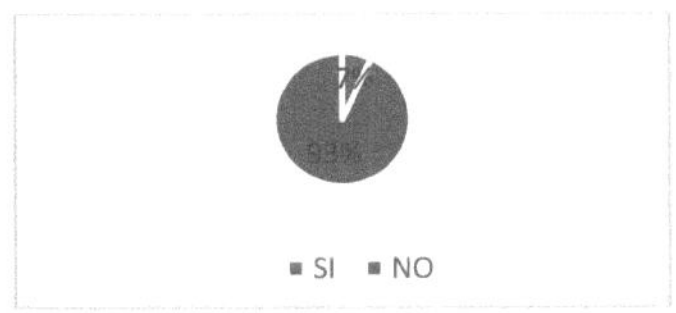

Fuente: Encuesta aplicada a los estudiantes del programa de Instrumentación Quirúrgica 2019 Arrieta & Romero.

Podemos concluir que el 93% de los estudiantes se encuentra al día de acuerdo a sus semestres cursados, por lo tanto, no se verá afectado su proceso académico en la carrera.

7. Actualmente cuál es su promedio académico

Gráfica. 7 Promedio académico.

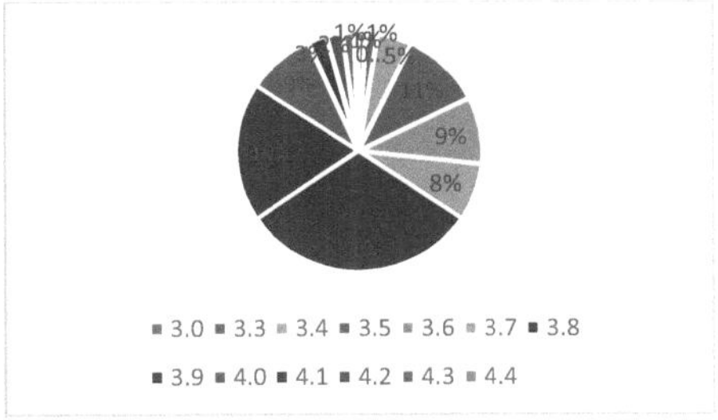

Fuente: Encuesta aplicada a los estudiantes del programa de Instrumentación Quirúrgica 2019 Arrieta & Romero.

Teniendo la calificación por medio de la universidad popular del cesar que oscila entre 3,0 hasta 5,0 podemos decir que los estudiantes del programa de instrumentación quirúrgica se encuentran en un promedio básico sien la de 3,8 la de mayor representatividad y no un alto número de estudiantes con promedio superiores.

8. Cuál es su promedio académico semestral:

Gráfica. 8 Promedio académico.

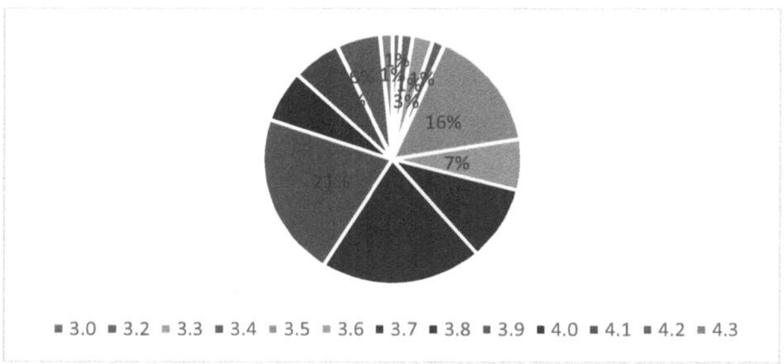

Fuente: Encuesta aplicada a los estudiantes del programa de Instrumentación Quirúrgica 2019 Arrieta & Romero.

Con relación a la gráfica anterior los estudiantes del programa de instrumentación quirúrgica mantienen un promedio académico de 3,8 el cual representa un promedio básico en la escala de calificación de la universidad popular del cesar.

9. Número de hijos

Gráfica. 9 Número de hijos.

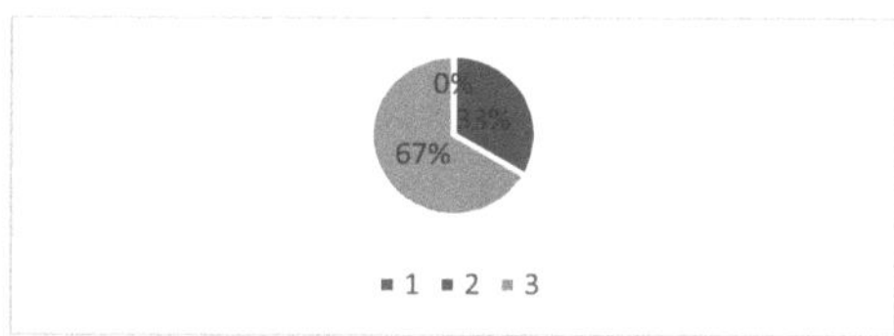

Fuente: Encuesta aplicada a los estudiantes del programa de instrumentación quirúrgica 2019 Arrieta & Romero.

En este grafico podemos observar que los estudiantes del programa en un porcentaje alto no tienen hijos, seguidamente de un 33% representativo y que tiene un solo hijo.

10. Usted trabaja actualmente

Gráfica. 10 trabajo actualmente.

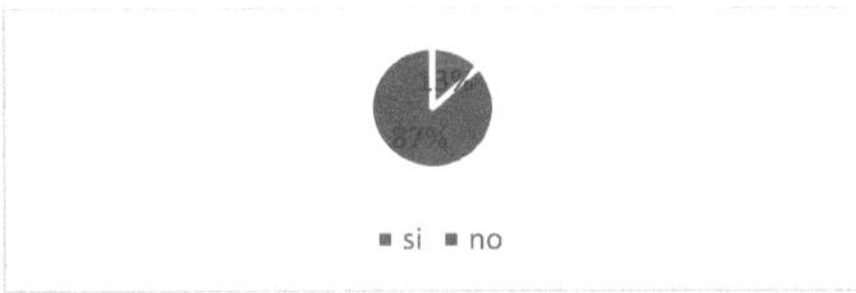

Fuente: Encuesta aplicada a los estudiantes del programa de Instrumentación Quirúrgica 2019 Arrieta & Romero.

El 87% de los estudiantes del programa no traja mientras que un 13% si lo hace para poder solventar sus estudios.

11. Usted ha trabajado

Gráfica. 11 ¿ha trabajado?

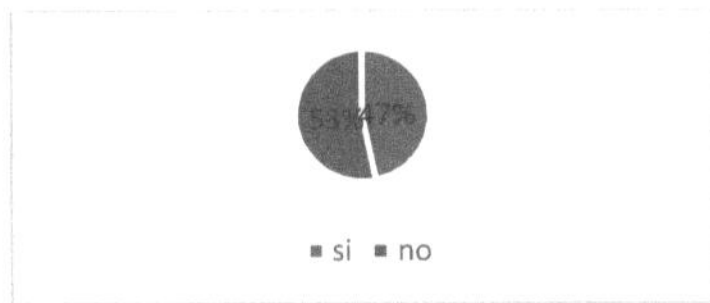

Fuente: Encuesta aplicada a los estudiantes del programa de Instrumentación Quirúrgica 2019 Arrieta & Romero.

En relación con la anterior grafica en su mayoría los estudiantes del programa si han trabajado alguna vez durante su carrera.

12. Consume sustancias psicoactivas

Grafica. 12 consume sustancias psicoactivas

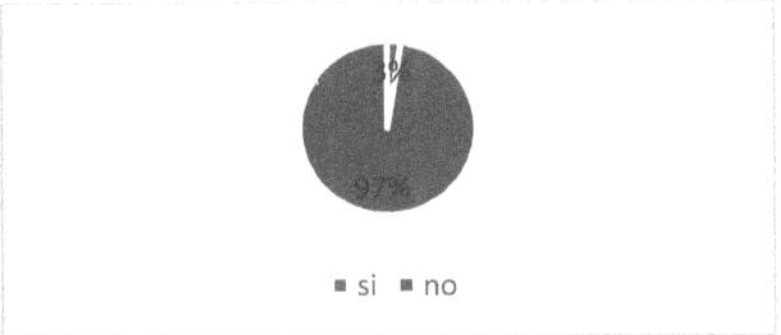

Fuente: Encuesta aplicada a los estudiantes del programa de Instrumentación Quirúrgica 2019 Arrieta & Romero.

De acuerdo con la descripción de la gráfica los estudiantes del programa de Instrumentación Quirúrgica del programa no son consumiente sustancias psicoactivas.

De acuerdo a los resultados obtenidos de las primeras 12 preguntas podemos observar que la población oscila entre los 18 y 22 años siendo así el 72% de la población, además de que el 68% de la población encuestada es de sexo femenino, vemos que entre las personas encuestadas el 94% está soltero y su religión es el catolicismo con un 61%, se puede resaltar que se encuestaron a 22 personas de cada semestre y de acuerdo a esto vemos que desde primer semestre hasta el 9no el porcentaje semestral es muy similar siendo de 3.8 20% y 3.9 el 21%.

Siendo una población muy joven vemos que el 67% no tiene hijos y que el 47% no ha empezado su vida laboral.

Factores culturales.

13. Con quien vive

Grafica. 13 con quien vive.

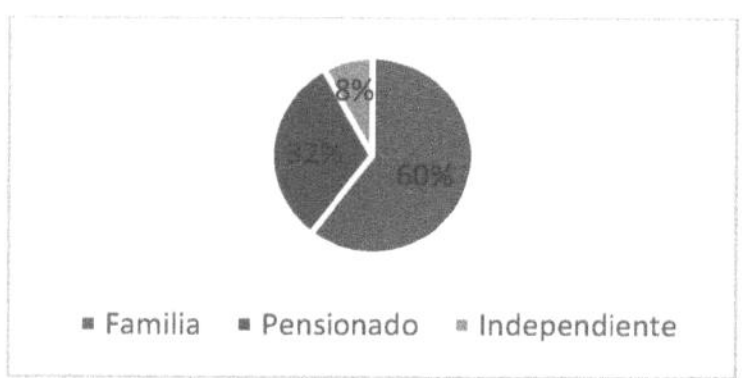

Fuente: Encuesta aplicada a los estudiantes del programa de Instrumentación Quirúrgica 2019 Arrieta & Romero.

En relación al factor cultural, en este ítem podemos observar que en su mayoría los estudiantes del programa de instrumentación quirúrgica viven con sus familias o en caso diferencial en estado de pensionado.

14. Como es la convivencia social en su núcleo familiar

Grafica. 14 convivencia social.

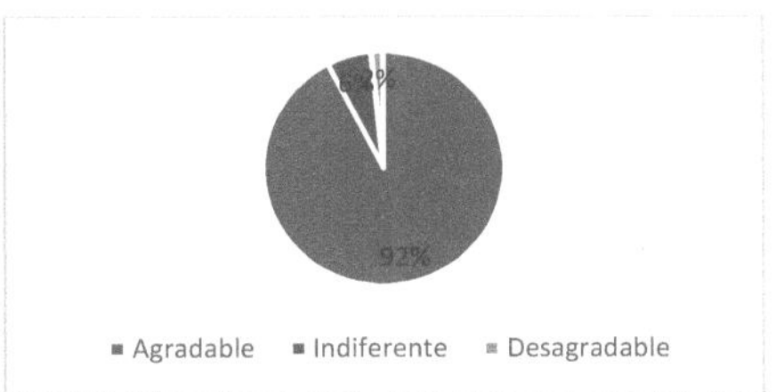

Fuente: Encuesta aplicada a los estudiantes del programa de Instrumentación Quirúrgica 2019 Arrieta & Romero.

En el caso de la convivencia familiar podemos decir que los estudiantes del programa mantienen una relación agradable con su familia.

15. Cuando usted comete un error sus padres tienden a

Grafica. 15 Castigo por parte de los padres.

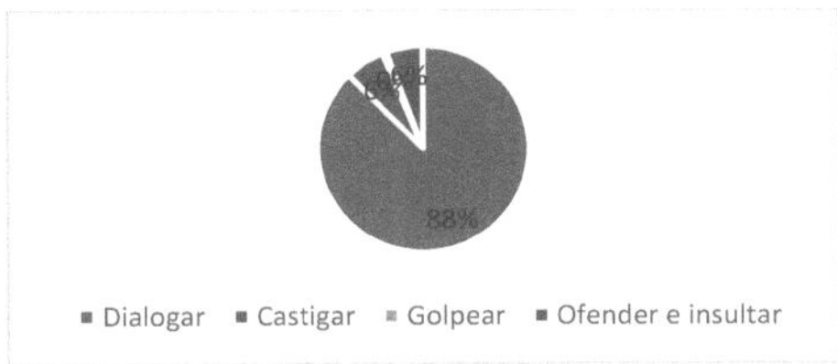

Fuente: Encuesta aplicada a los estudiantes del programa de Instrumentación Quirúrgica 2019 Arrieta & Romero.

En su mayor porcentaje los estudiantes del programa de Instrumentación Quirúrgica tienden a dialogar con su familia cuando comete un error y porcentajes muy bajos tiende a ofender o castigar.

16. Con quien tiene mejor relación

Grafica. 16 mejor relación de convivencia.

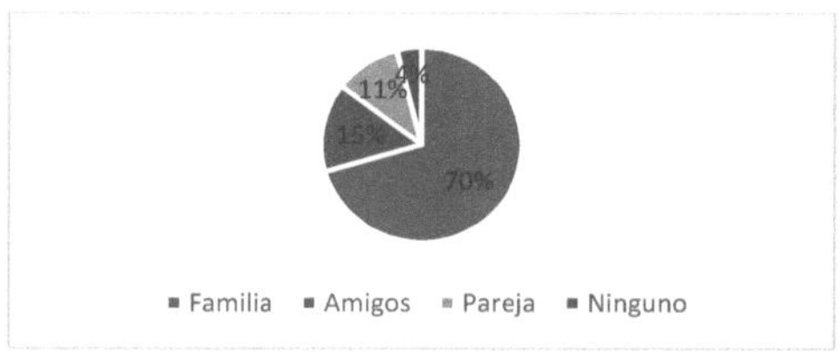

Fuente: Encuesta aplicada a los estudiantes del programa de Instrumentación Quirúrgica 2019 Arrieta & Romero.

En relación con esta grafica los estudiantes del programa tienen una relación buena con su familia y un porcentaje representativo del 15% mantiene mejor relación con sus amigos.

17. Con quien habla acerca de su situación académica

Grafica. 17 personas enteradas de la situación académica.

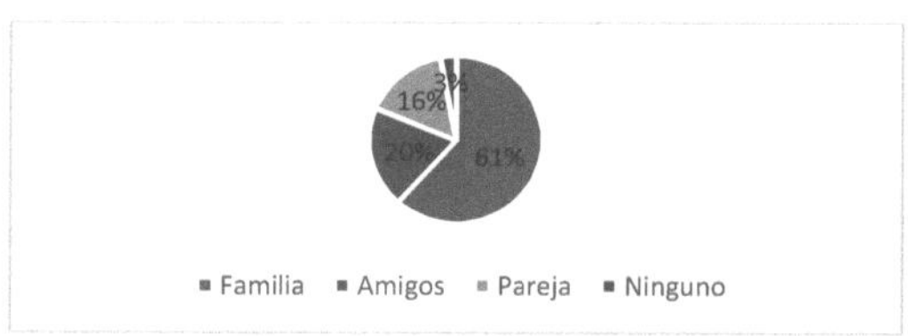

Fuente: Encuesta aplicada a los estudiantes del programa de Instrumentación Quirúrgica 2019 Arrieta & Romero.

En este grafico podemos observar que el 61% de los estudiantes habla con su familia acerca de su situación académico, demostrando la buena relación que llevan con sus familias.

18. Cómo reaccionan sus padres cuando le muestra sus calificaciones

Grafica. 18 Reacción de los padres ante las calificaciones.

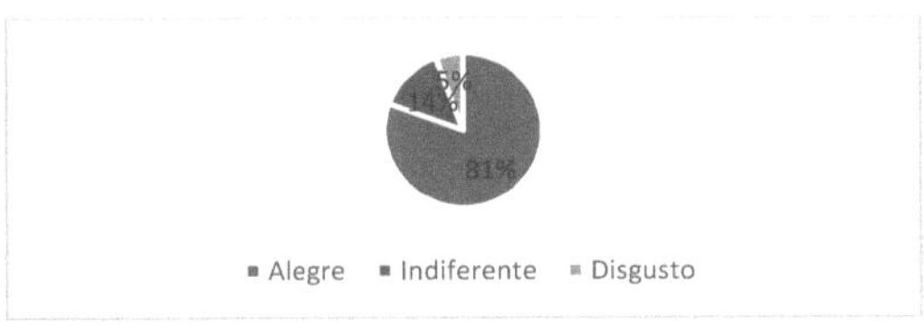

Fuente: Encuesta aplicada a los estudiantes del programa de Instrumentación Quirúrgica 2019 Arrieta & Romero.

De acuerdo con la reacción acerca de la situación académica de los estudiantes los padres, en un porcentaje de 81% de muestra una reacción de alegría.

19. Le muestra su registro de notas a sus padres

Grafica. 19 Muestra sus calificaciones.

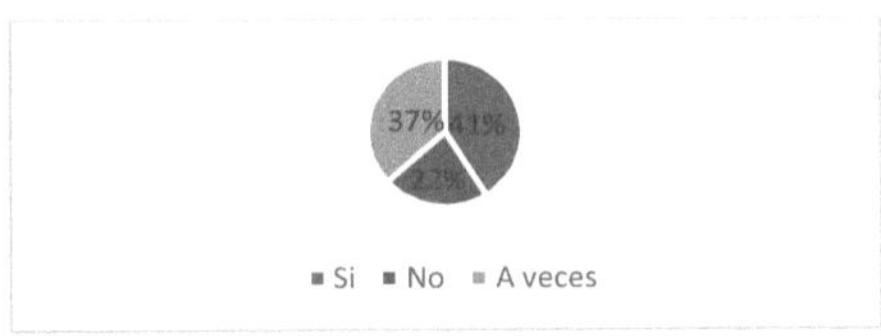

Fuente: Encuesta aplicada a los estudiantes del programa de Instrumentación Quirúrgica 2019 Arrieta & Romero.

El 41% de los estudiantes muestra su registro a sus padres, mientras que un porcentaje representativo y bastante alto prefiere no presentar su registro de notas a sus padres.

20. Cuando pierde una materia a quien decide contarle

Grafica. 20 a quien le cuenta cuando pierde una materia.

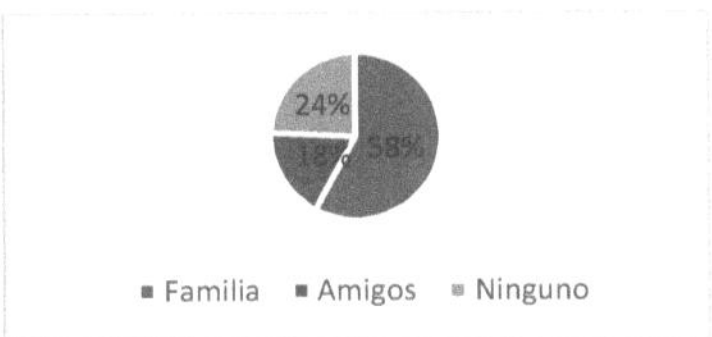

Aquí podemos observar que aún se presenta una buena relación familiar entre estudiantes, por lo cual estos deciden mostrar su registro de notas a su familia.

En los factores culturales observamos en los resultados que el 60% de los estudiantes viven con sus padres, existe el apoyo por parte de la familia y la confianza a la hora de tratar temas académicos vemos que el 81% sus padres se alegran cuando ven las notas y que además en situaciones como perder una materia el 58% decide contarle a su familia.

Factores económicos

21. Económicamente quien lo apoya

Grafica. 21 Quien lo apoya económicamente.

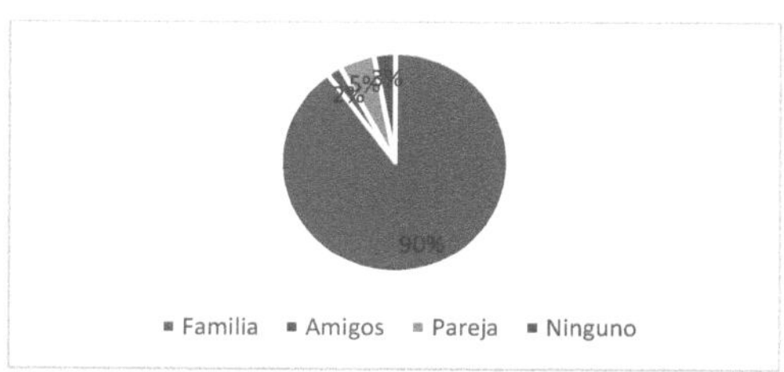

De acuerdo al factor económico la familia en un 90% es quien ayuda a los estudiantes del programa de Instrumentación Quirúrgica.

22. Como financia sus estudios

Grafica. 22 Financiamiento de estudios.

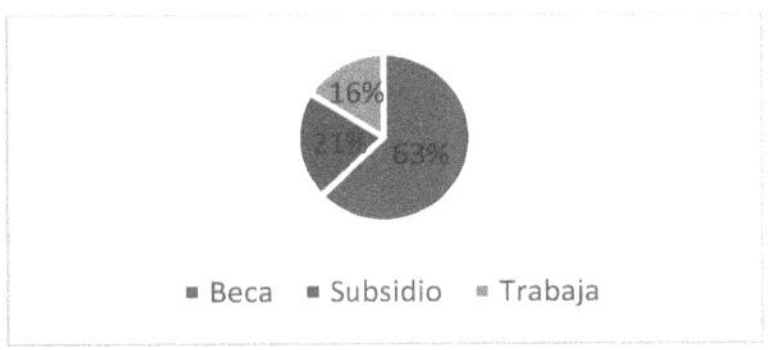

Fuente: Encuesta aplicada a los estudiantes del programa de Instrumentación Quirúrgica 2019 Arrieta & Romero.

En este caso el 63% de los estudiantes financia sus estudios por medios de becas institucionales las cuales son pertenecientes al programa de la gobernación "becas fedescesar".

23. Sus padres le giran dinero constantemente

Grafica. 23 ¿sus padres le giran dinero?

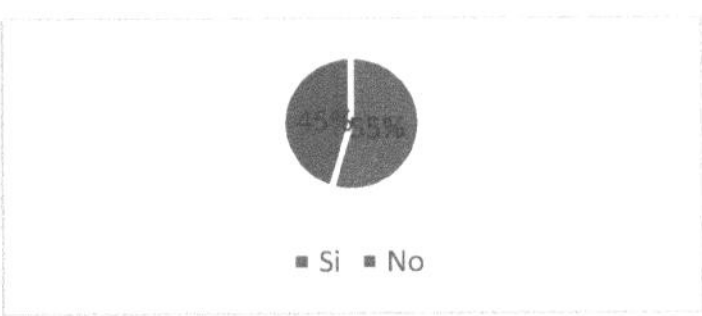

Fuente: Encuesta aplicada a los estudiantes del programa de Instrumentación Quirúrgica 2019 Arrieta & Romero.

Actualmente el 55% de los estudiantes recibe ayuda económica constante por parte de sus padres, mientras un 45% no recibe esa ayuda.

Con respecto a los factores económicos vemos que los estudiantes son apoyados el 90% por su familia y además el 63% tiene beca universitaria, en cuanto a si sus padres les giran dinero constantemente el 55% dijo que si por esta razón vemos otra vez resaltada a la familia como principal motor académico.

Factores psicológicos.

24. Como califica usted la confianza con sus padres

Grafica. 24 calificación de confianza con los padres.

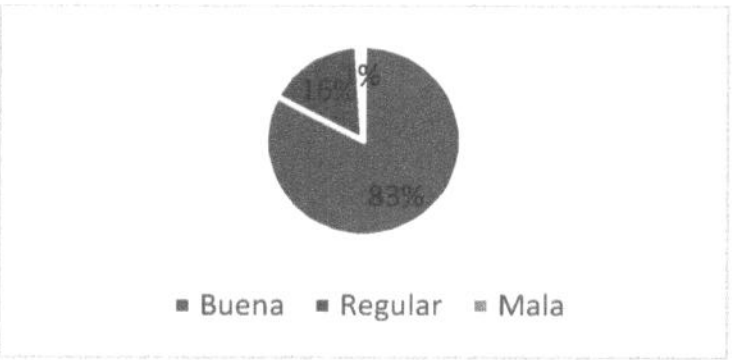

Fuente: Encuesta aplicada a los estudiantes del programa de Instrumentación Quirúrgica 2019 Arrieta & Romero.

El 83% de la población estudiantil describe tener una relación de confianza buena con su familia, lo cual se ve reflejada en su situación académica ya que se presenta una buena relación familiar.

25. Cuando esta con su familia usted se siente

Grafica. 25 ¿cómo se siente cuando está con su familia?

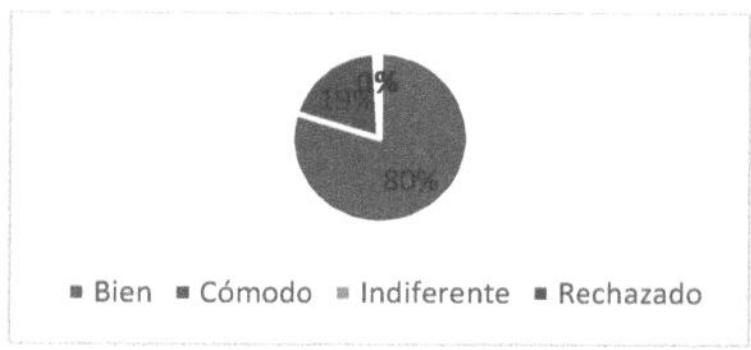

Fuente: Encuesta aplicada a los estudiantes del programa de Instrumentación Quirúrgica 2019 Arrieta & Romero.

En relación con este grafico el 80% de los estudiantes manifiesta sentirse b9ien cuando se encuentra con su familia y un 1% manifiesta sentirse indiferente y rechazado cuando se encuentra con su familia.

26. Sus padres los escucha cuando les habla de los estudios

Grafica. 26 sus padres escuchan cuando les habla de los estudios.

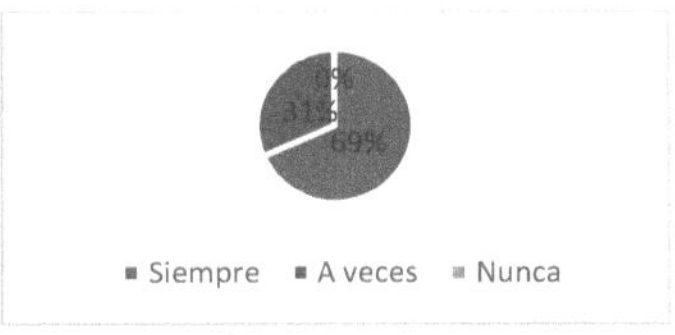

Fuente: Encuesta aplicada a los estudiantes del programa de Instrumentación Quirúrgica 2019 Arrieta & Romero.

Sus padres escuchan a los estudiantes en 69% acerca de su relación académica siempre que estos les hablan su situación académica, en ocasiones también representativas a veces lo hacen restándole una mayor importancia a la situación académica de sus hijos.

27. Sus padres lo apoyan anímicamente en sus estudios

Grafica. 27 recibe apoyo económico de parte de los padres.

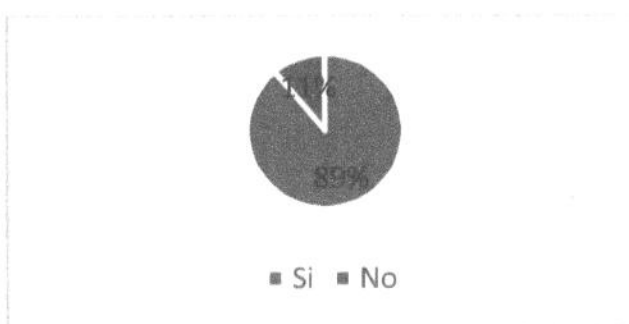

Fuente: Encuesta aplicada a los estudiantes del programa de Instrumentación Quirúrgica 2019 Arrieta & Romero.

Un 89% de los padres apoya anímicamente a sus hijos en relación de su situación académica.

28. En su familia existen malos tratos

Grafica. 28 existen malos tratos en su familia.

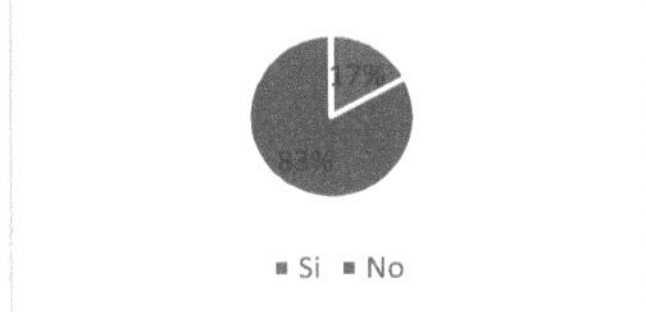

En las familias de los estudiantes del programa de instrumentación quirúrgica existe una relación de buen trato teniendo esta respuesta un porcentaje alto del 83%, por esto estas relaciones se pueden ver reflejadas en el rendimiento académico de los estudiantes.

29. En su familia se ha presentado este tipo de situaciones.

Grafica. 29 ¿se han presentado estas situaciones en su familia?

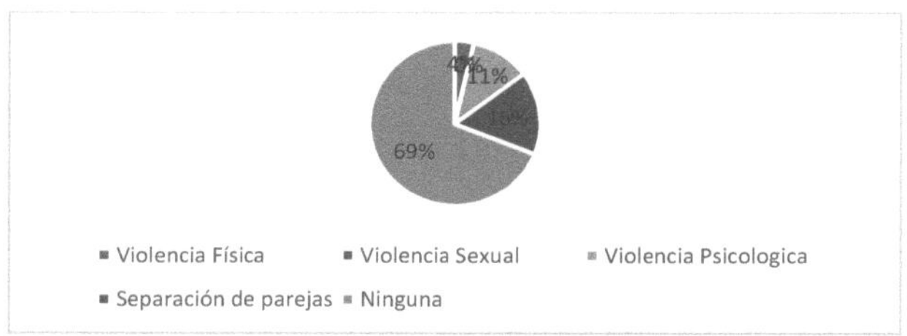

Esta grafica nos representa valores variados y representativos teniendo así que el 69% de los estudiantes no ha visto o en sus familias no se ha presentado algún tipo de situaciones como los son la violencia física, sexual entre otras.

30. Ha repetido materias

Grafica. 30¿ha repetido materias?

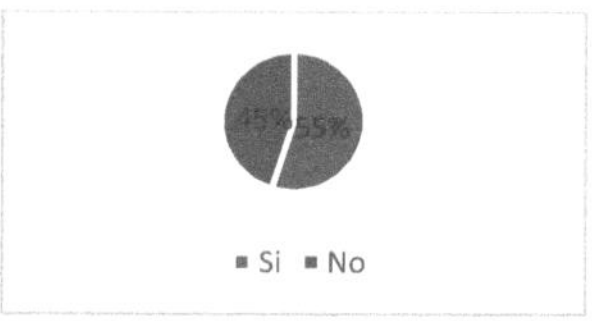

En un porcentaje alto y considerado del 55% el cual representa más de la mitad de los estudiantes ha repetido materia, las cuales puede ser una de las causas del bajo rendimiento académico de los estudiantes y del promedio básico que maneja el programa.

31. Alguna vez ha pensado en retirarse de la universidad

Grafica. 31 ha pensado retirarse de la universidad.

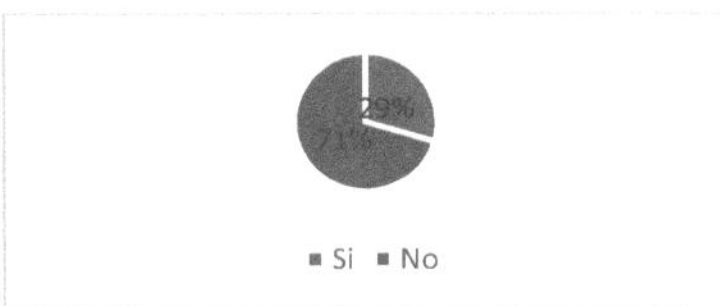

Fuente: Encuesta aplicada a los estudiantes del programa de Instrumentación Quirúrgica 2019 Arrieta & Romero.

En este grafico podemos observar que un porcentaje alto y relevante de acuerdo a la población estudiantil que los estudiantes han pensado alguna vez en retirase de la universidad y dejar la carrera en lapso de tiempo indeterminado.

32. Se siente satisfecho con la carrera que está cursando

Grafica. 32 ¿se siente satisfecho con la carrera que está cursando?

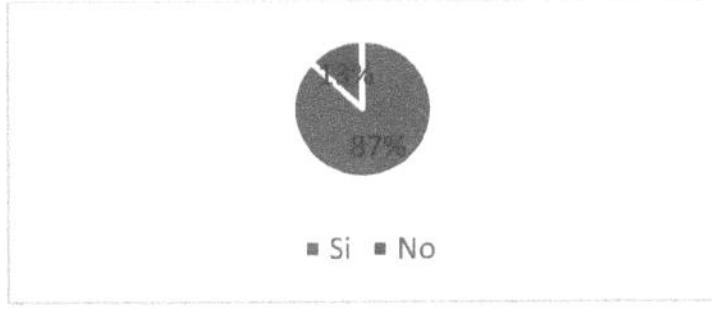

Fuente: Encuesta aplicada a los estudiantes del programa de Instrumentación Quirúrgica 2019 Arrieta & Romero.

Este grafico nos muestra la satisfacción de los estudiantes de acuerdo a la carrera que están cursando, siendo así que el 87% se encuentra satisfecho con el programa de instrumentación quirúrgica que es ofertado en la Universidad Popular del Cesar.

En los factores psicológicos vemos que los estudiantes de Instrumentación Quirúrgica el 83%
tienen buena confianza con sus padres, el 69% son escuchados y además 89% son motivados por
sus padres por lo cual el 71% nunca ha pensado en retirarse a pesar de que el 55% ha repetido
alguna materia.

De toda la información recolectadas podemos decir entonces que en los datos generales los
estudiantes están en promedio de 18 a 22 años, muy pocos han empezado su vida laboral y que
culturalmente el 60% vive con su familia el 90% apoyados económicamente, en lo psicológico
vemos que el rendimiento estudiantil muy poco se vería afectado debido a que el 83% cuenta con
una agradable relación con su padres, a pesar de estos resultados vemos que el promedio
semestral es bastante variante pero el 57% varía entre el 3.5, 3.8 y 3.9 de promedio semestral.

Además de esto, realizando una comparación con los datos suministrados por el proyecto EBRA
de las estadísticas que tienen de los promedios académicos del año 2016-2018 de los estudiantes
del programa de Instrumentación Quirúrgica y las encuestas realizadas en el año 2019,
observamos que del año 2016 hasta el año 2019 el promedio con más alto porcentaje es 3.8
siendo constante entre un 24% y 25% durante los años, además de esto vemos que durante los
semestres únicamente en el 4to y 5to fue alcanzado un promedio de 4.4 con un 2%, podemos
decir que los estudiantes de instrumentación quirúrgica manejan un promedio semestral que va de
3.7 y 3.8.

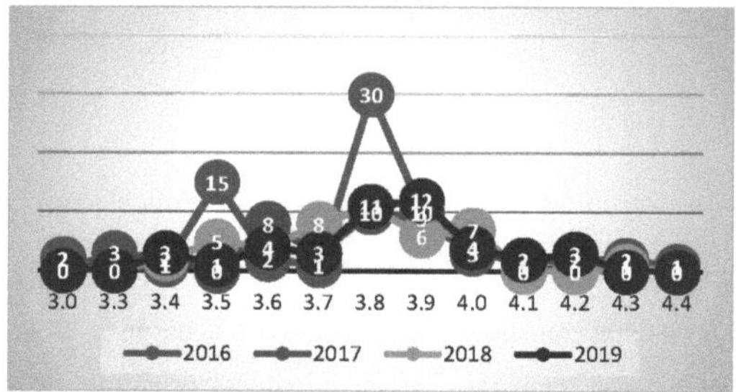

11. Discusión.

Según los resultados obtenidos, se encuentran que dentro de los factores evaluados como el cultural, la mayoría de los estudiantes tienen una buena relación con su familia independientemente con quien viva; por lo tanto, es muy importante que los estudiantes entiendan la necesidad del apoyo de la familia, ya que de esta forma se podrá conseguir una actitud positiva de los estudiantes, favoreciendo así su rendimiento académico.

Por otro lado el factor evaluado es el económico, el 90% de la población estudiantil son apoyados financieramente por su familia, de tal manera que se resalta a la familia como motor académico, por lo cual, el factor socioeconómico ha sido muy importante en el entorno educativo, donde se ven muchas personas que no tienen acceso a la educación, por el simple hecho de no contar con los suficientes recursos económicos, por lo que la educación es un derecho al que todos/as deberían acceder sin ninguna excepción.. Según Espinoza 2014, en su estudio de factores en la deserción del sistema escolar, la situación económica, la pobreza son causantes de un bajo rendimiento académico, ya que muchos de los estudiantes están en búsqueda de trabajo para poder sustentarse y seguir con sus estudios académicos.

Por otro lado, entre los factores socioeconómicos familiares se consideran la ocupación de los padres, porque cada vez son mayores las evidencias que señalan una estrecha relación entre el tipo de ocupación de los padres y el rendimiento del estudiante. Por lo tanto, según Navarro 2003, en su investigación arroja que a partir del nivel educacional de los padres y del ingreso del grupo familiar son el problema del bajo rendimiento académico.

En ese sentido, es de esperarse que el hecho de que los padres tengan un trabajo estable, les garantice un buen nivel económico, lo cual les permita acceder a los materiales necesarios y que puedan utilizarse en su   formación profesional, en contraste de quienes no cuentan con esa condición, deberán hacer mayores esfuerzos para suplir sus necesidades más importantes, por esta razón vemos en los resultados de los estudiantes de Instrumentación Quirúrgica son apoyados financieramente y cuentan con el giro constante de dinero de su familia para sus necesidades básicas de estudio.

Por último, el factor evaluado es el psicológico, donde es uno de los más importantes ya que mostro la relación íntima que tiene su familia con los estudiantes; si existe el buen trato, si se preocupa de su situación académica, si son motivados o no; en relación con los resultados el 83% de los estudiantes tienen una buena confianza con su familia por lo cual ayuda a que los alumnos se desarrollen armoniosamente y constituye una sólida estructura de personalidad, ajustada emocionalmente, sin desórdenes ni conflictos internos.

De la muestra de los estudiantes de Instrumentación Quirúrgica del presente estudio manifestó que los alumnos están en un promedio de 18 a 22 años, la cual la mayoría viven con sus padres y muy pocos han empezado su vida laboral, donde son apoyados económicamente y el rendimiento estudiantil muy poco se ve afectado debido a que el 83% cuenta con una agradable relación con su padres, aunque la literatura documente muchas dificultades sobre los factores familiares vinculados al bajo rendimiento relacionados a características personales, sociales, escolares y familiares.

12. Conclusiones.

El bajo rendimiento académico se ha convertido en uno de los problemas preocupantes en la educación superior por el alto índice de deserción académica. Por ello la necesidad de buscar y conocer los factores influyentes del bajo rendimiento académico, por lo cual se percibe que la familia tienen un alto valor frente a la educación de los hijos ya que son producto de la interacción entre los recursos que aporta la familia y los aportados por la escuela formadora, además es de suma importancia mantener la participación de los lados implicados; por lo tanto se debe conocer y resaltar su importancia; mientras que el ambiente del hogar favorece a la formación de determinadas actitudes, la academia lo que hace básicamente es promover oportunidades, formular ideas y reforzar comportamientos, con el fin de brindar a la sociedad excelentes profesionales en el área de la salud además del compromiso consigo mismo de cada uno de los actores intelectuales, los estudiantes.

En el estudio se evidencia que la relación familiar – academia van de la mano ya que ambos brindad su punto particular en la formación de profesionales integrales; como resultado, los estudiantes del programa de Instrumentación Quirúrgica tienen en su mayoría el apoyo de la familia, ya que les ofrece incentivos y las posibilidades para lograr un buen desempeño frente a su situación académica, de esta manera, los ayudan económicamente para sus necesidades básicas de estudio y mantienen una buena relación con su familia.

Teniendo en cuenta los resultados obtenidos podemos observar que desde sus inicios hasta el periodo final mantienen un promedio académico satisfactorio que representa un 41% de la población con promedio alto siendo las notas de 3.8 20% y 3.9 las más sobresalientes de los estudiantes; de toda la información recolectadas podemos decir entonces que en los datos generales los estudiantes están sumamente comprometidos con la academia y que este resultado es logrado por la interacción y compromiso de cada uno de ellos y de sus familias que brindan su mejor apoyo para que los estudiantes logren cumplir cada de sus metas propuestas.

13. Bibliografía.

ASALE, R.-. (2017). contexto. *«Diccionario de la lengua española»* - *Edición del Tricentenario*. Recuperado de http://dle.rae.es/

Cruz Núñez, F., & Quiñones Urquijo, A. (2012). Importancia de la evaluación y autoevaluación en el rendimiento académico. *Zona Próxima*, *0*(16). Recuperado de http://rcientificas.uninorte.edu.co/index.php/zona/article/view/3062

Espinoza, Ó., Castillo, D., González, L. E., & Loyola, J. (2014). Factores familiares asociados a la deserción escolar en los niños y niñas mapuche: un estudio de caso. *Estudios Pedagógicos*, *XL*(1), 97-112. Recuperado de http://www.redalyc.org/articulo.oa?id=173531772006

Fernández. (2011a). *Concepto de educación, maestro, enseñanza, aprendizaje, pedagogía y d....* Educación. Recuperado de https://es.slideshare.net/galeanoodalis/rejilla-de-conceptos-de-didctica

Fernández. (2011b). *Educar es vida*. Educación. Recuperado de https://es.slideshare.net/galeanoodalis/rejilla-de-conceptos-de-didctica

Foladori. (2014). La (in)disciplina escolar: un asunto institucional. Recuperado de http://remo.ws/REVISTAS/remo-26.pdf

García & Coronado. (2017). Factores que Inciden en el Rendimiento Escolar de los Estudiantes de la Educación Básica Secundaria, 135.

Gibran. (2013). Perspectivas del modelo de Piaget Vigotsky: conceptualización del alumno según Vigotsky. Recuperado 25 de febrero de 2019, de http://vigostkyvspiagetc.blogspot.com/2013/04/conceptualizacion-del-alumno-segun.html

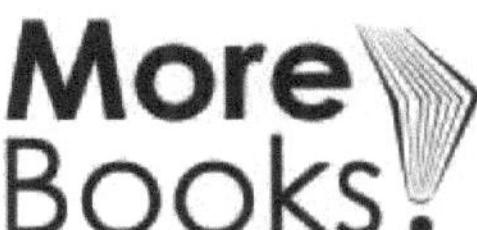

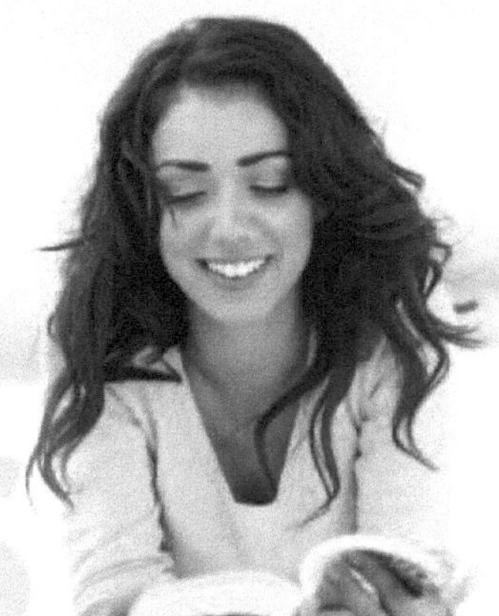

I want morebooks!

Buy your books fast and straightforward online - at one of world's fastest growing online book stores! Environmentally sound due to Print-on-Demand technologies.

Buy your books online at
www.morebooks.shop

¡Compre sus libros rápido y directo en internet, en una de las librerías en línea con mayor crecimiento en el mundo! Producción que protege el medio ambiente a través de las tecnologías de impresión bajo demanda.

Compre sus libros online en
www.morebooks.shop

KS OmniScriptum Publishing
Brivibas gatve 197
LV-1039 Riga, Latvia
Telefax: +371 686 204 55

info@omniscriptum.com
www.omniscriptum.com

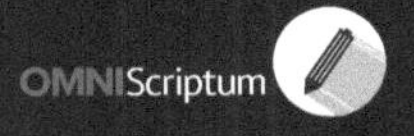